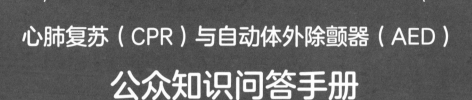

心肺复苏（CPR）与自动体外除颤器（AED）
公众知识问答手册

中国红十字会总会
中国红十字会总会训练中心　编著

U0227357

科学技术文献出版社
SCIENTIFIC AND TECHNICAL DOCUMENTATION PRESS
·北京·

图书在版编目（CIP）数据

心肺复苏（CPR）与自动体外除颤器（AED）公众知识问答手册 / 中国红十字会总会，中国红十字会总会训练中心编著. —北京：科学技术文献出版社，2022. 11（2023.11 重印）

ISBN 978-7-5189-9757-2

Ⅰ. ①心… Ⅱ. ①中… ②中 Ⅲ. ①心肺复苏术—问题解答 ②心脏除颤器—问题解答 Ⅳ. ① R605.974-44 ② R318.11-44

中国版本图书馆 CIP 数据核字（2022）第 203824 号

心肺复苏（CPR）与自动体外除颤器（AED）公众知识问答手册

策划编辑：付秋玲　责任编辑：付秋玲　责任校对：王瑞瑞　责任出版：张志平

出 版 者	科学技术文献出版社
地 址	北京市复兴路15号　邮编　100038
编 务 部	（010）58882938，58882087（传真）
发 行 部	（010）58882868，58882870（传真）
邮 购 部	（010）58882873
官 方 网 址	www.stdp.com.cn
发 行 者	科学技术文献出版社发行　全国各地新华书店经销
印 刷 者	北京地大彩印有限公司
版 次	2022年11月第1版　2023年11月第2次印刷
开 本	880×1230　1/32
字 数	69千
印 张	3
书 号	ISBN 978-7-5189-9757-2
定 价	25.00元

随着社会经济的发展和人们生活水平的提高，公众对健康和急救知识的需求愈发强烈，各级政府和相关部门也大力推进在公共场所（如机场、火车站、体育馆、地铁站等）安装 AED、应急救护一体机等急救设备。为了更好地发挥公众在危急情况下的自救互救作用，最大限度保护人的生命健康安全，需要在群众中大力普及应急救护知识和技能。《健康中国行动（2019—2030 年）》中明确指出，到 2022 年全国取得应急救护培训证书人数占总人口比例不少于 1%，到 2030 年不少于 3%。

　　中国红十字会是从事人道主义工作的社会救助团体，开展群众性应急救护培训是中国红十字会的法定职责。中国红十字会以弘扬人道、博爱、奉献精神，保护人的生命和健康，维护人的尊严，促进人类和平进步事业为宗旨，通过全国各级红十字会开展应急救护知识和技能普及工作，助力健康中国和社会主义精神文明建设。

　　心肺复苏（Cardiopulmonary Resuscitation, CPR）以及自动体外除颤器（Automated External Defibrillator, AED）的使用方法是应急救护培训的重要内容之一。为进一步向公众普及相关知识，我们组织编写了本书。书中所涉及的技术标准遵循中国红十字会救护系列教材，采用一问一答的形式，辅以直观的示意图，排版力求简明、活泼，将急救知识清晰地呈现给读者。

　　"人人学急救　急救为人人"，希望读者能通过本书学习相关应急救护知识，增强自救互救意识，也欢迎广大读者进一步参加中国红十字会开展的红十字应急救护系列培训课程。

第一章
心肺复苏操作流程

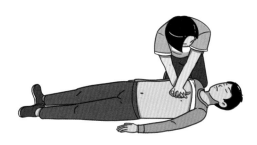

第二章
心脏病与心搏骤停

第三章
心肺复苏（CPR）

第四章
自动体外除颤器（AED）

第五章
气道异物梗阻

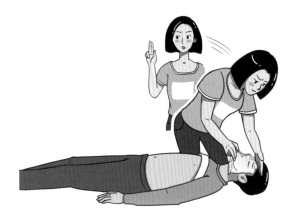

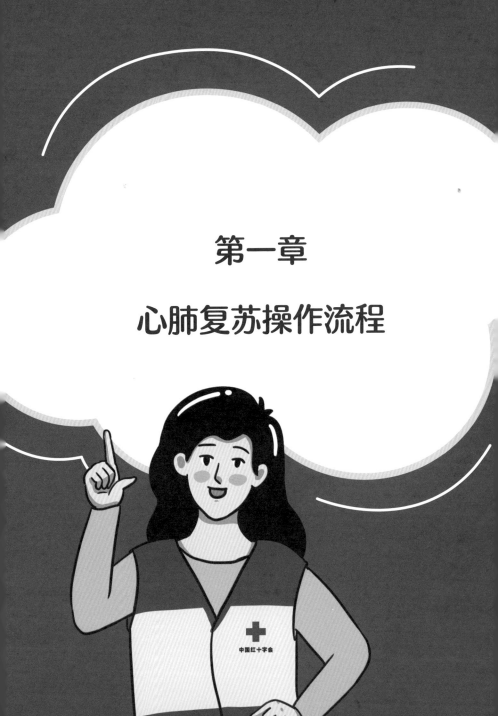

第一章

心肺复苏操作流程

1. 成人心肺复苏如何操作?

（1）确认环境安全，做好自我防护

　　施救者要快速观察周围环境，判断是否存在潜在危险，并采取相应的自身和患者安全保护和防护措施（图1-1）。

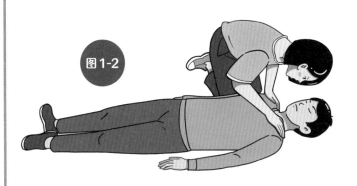

图1-1

（2）判断意识及反应

　　施救者用双手轻拍患者的双肩，俯身在其两侧耳边高声呼唤："先生（女士），您怎么了，快醒醒!"如果患者无反应，可判断为无意识（图1-2）。

图1-2

（3）检查呼吸

检查呼吸时患者如果为俯卧位，应先将其翻转为仰卧位。用"听、看、感觉"的方法检查患者呼吸，检查时间约10秒。如果患者无呼吸或叹息样呼吸，提示发生了心搏骤停（图1-3）。

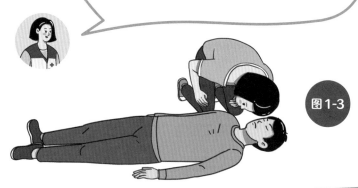

图1-3

（4）呼救并取得AED

如果患者无意识、无呼吸（或叹息样呼吸），立即向周围人求助，拨打急救电话，并取来附近的AED（图1-4）。

图1-4

快来人啊！！！

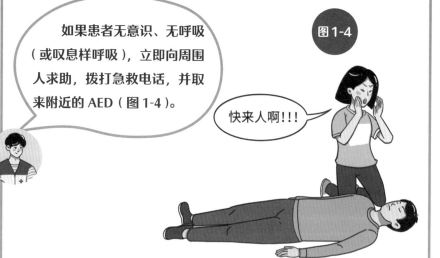

（5）胸外按压

在呼救的同时尽快开始心肺复苏。施救者首先暴露患者胸部，将一只手掌根紧贴患者胸部正中、两乳头连线水平（胸骨下半部），双手掌根重叠，十指相扣，掌心翘起，双上肢伸直，上半身前倾，以髋关节为支点，用上半身的力量垂直向下按压，确保按压深度 5～6 厘米，按压频率 100～120 次/分钟，保证每次按压后胸廓完全回复原状（图 1-5）。

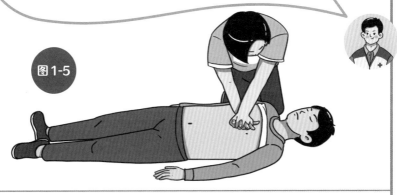

图 1-5

（6）开放气道

图 1-6

检查口腔有无异物，如有异物将其取出。用仰头举颏法开放气道，通常使患者下颌角及耳垂的连线与水平面垂直（图 1-6）。

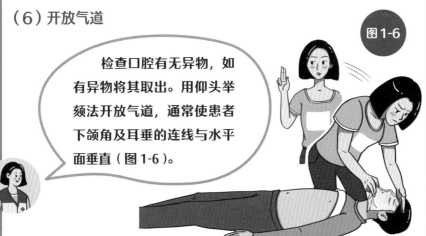

（7）人工呼吸

施救者用嘴罩住患者的嘴，手指捏住患者的鼻翼，吹气 2 次，每次约 1 秒，吹气时可见胸廓隆起（图1-7）。

图 1-7

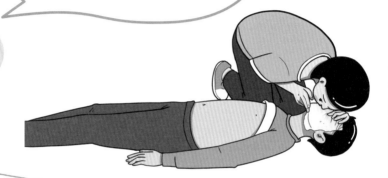

（8）循环做胸外按压和人工呼吸

循环做 30 次胸外按压和 2 次人工呼吸（30：2），每 5 组评估患者呼吸和脉搏（图1-8）。

图 1-8

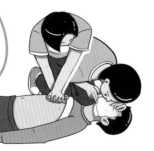

30	2	30	2	30	2	30	2	30	2

（9）尽快电除颤

■ 打开 AED 电源，按照语音提示操作

■ 贴电极片

按照电极片上的图示，将电极片紧贴于患者裸露的胸部。一片电极片贴在患者胸部的右上方（胸骨右缘，锁骨之下），另一片电极片贴在患者左乳头外侧（左腋前线之后第五肋间处）（图 1-9）。

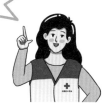

图 1-9

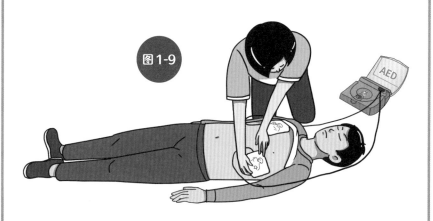

■ AED 分析心律

　　施救者语言示意周围人不要接触患者，等待 AED 分析心律，以确定是否需要电击除颤（图 1-10）。

■ 如果 AED 提示需要电击，准备除颤

　　施救者得到除颤指示后，等待 AED 充电，确保所有人员未接触患者，按下"电击"按钮除颤（图 1-11）。

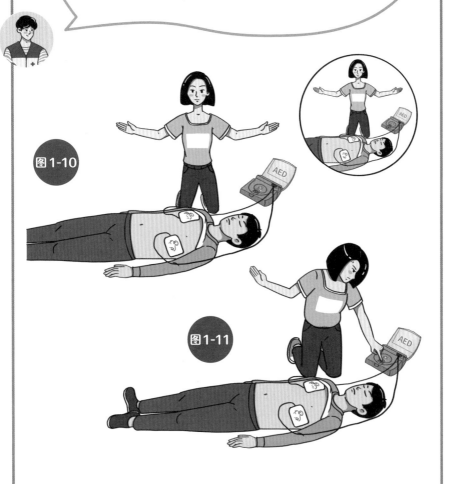

图 1-10

图 1-11

■ 除颤后立即实施胸外按压和人工呼吸

除颤后立即按照 30∶2 的比例实施胸外按压和人工呼吸，5 组（约 2 分钟）后，AED 再次自动分析心律，遵循 AED 的语音提示操作，直到患者恢复心搏和自主呼吸，或专业急救人员到达现场。

■ 如果 AED 提示不需要电击除颤，继续实施心肺复苏

（10）复原体位

如果患者的心搏和自主呼吸已经恢复，将患者置于复原体位（稳定侧卧位），随时观察患者生命体征，并安慰照护患者，等待专业急救人员到来（图 1-12）。

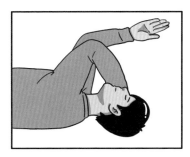

图 1-12

2. 儿童心肺复苏如何操作?

(1) 确认环境安全,做好自我防护

施救者要快速观察周围环境,判断是否存在潜在危险,并采取相应的自身和患儿安全保护和防护措施(图1-13)。

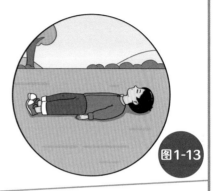

图1-13

儿童是指1岁至青春期。

(2) 判断意识及反应

施救者用双手轻拍患儿的双肩,俯身在其两侧耳边高声呼唤,判断患儿有无反应,如果患儿无反应,可判断为无意识(图1-14)。

图1-14

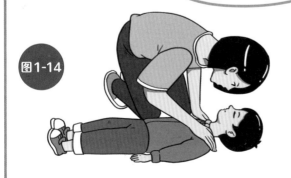

（3）检查呼吸

检查呼吸时患儿如果为俯卧位，应先将其翻转为仰卧位。用"听、看、感觉"的方法检查患儿呼吸，检查时间约10秒。如果患儿无呼吸或叹息样呼吸，提示发生了心搏骤停（图1-15）。

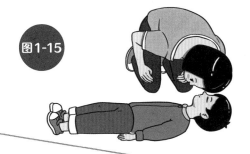

图1-15

（4）呼救并取得AED

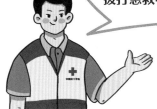

如果患儿无意识、无呼吸（或叹息样呼吸），立即向周围人求助，拨打急救电话，并取来附近的AED。如果独自一人施救而无法同时呼救（如拨打手机），在实施心肺复苏1分钟后进行呼救，拨打急救电话，并取来附近AED。

（5）开放气道

检查口腔有无异物，如有异物将其取出。用仰头举颏法开放气道，通常使患儿下颌角及耳垂的连线与水平面约呈 60°角（图1-16）。

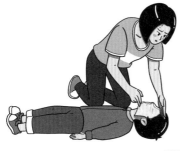

图1-16

（6）人工呼吸

施救者用嘴罩住患儿的嘴，手指捏住患儿的鼻翼，吹气 2~5 次，每次约 1 秒，吹气时可见胸廓隆起（图1-17）。

图1-17

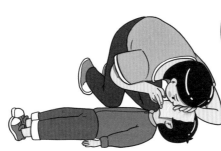
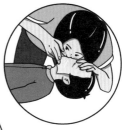

（7）胸外按压

施救者首先暴露患儿胸部，用单手掌根或双手掌根在患儿胸部正中、两乳头连线水平（胸骨下半部）垂直向下按压。确保按压深度至少为胸廓前后径的1/3（约5厘米），按压频率100~120次/分钟，保证每次按压后胸廓完全回复原状（图1-18、图1-19）。

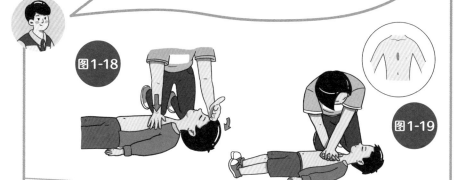

图1-18

图1-19

（8）循环做胸外按压和人工呼吸

图1-20

循环做30次胸外按压和2次人工呼吸（30：2），如果现场有两名施救者，按照15：2的比例进行胸外按压和人工呼吸。每5组评估患儿的呼吸和脉搏（图1-20）。

（9）尽快电除颤

■ 打开 AED 电源，按照语音提示操作

■ 贴电极片

8 岁以下儿童应使用儿童电极片，或者使用 AED 的儿童模式；如果没有，可以使用成人标准 AED。按照电极片上的图示，将电极片紧贴于患儿裸露的胸部。一片电极片贴在患儿胸部的右上方，另一片电极片贴在患儿左乳头外侧。或者将两片电极片分别贴在患儿胸前正中及背后左肩胛处（图1-21、图1-22）。

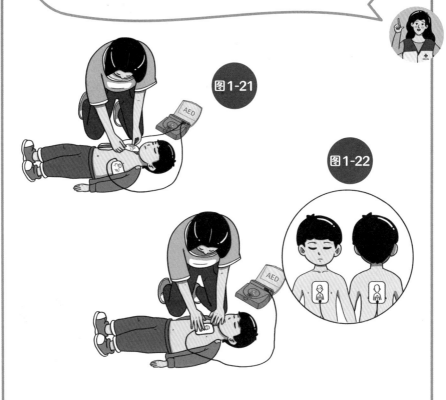

图1-21

图1-22

■ AED 分析心律

施救者语言示意周围人不要接触患儿，等待 AED 分析心律，以确定是否需要电击除颤（图 1-23）。

■ 如果 AED 提示需要电击，准备除颤

施救者得到除颤指示后，等待 AED 充电，确保所有人员未接触患儿，按下"电击"按钮除颤（图 1-24）。

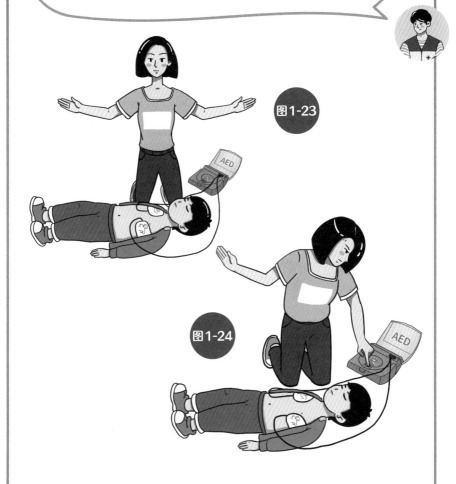

图 1-23

图 1-24

■ 除颤后立即实施胸外按压和人工呼吸

除颤后立即按照 30 : 2 的比例（两人施救为 15 : 2）实施胸外按压和人工呼吸，5 组（约 2 分钟）后，AED 再次自动分析心律，遵循 AED 的语音提示操作，直到患儿恢复心搏和自主呼吸，或专业急救人员到达现场（图 1-25）。

■ 如果 AED 提示不需要电击除颤，继续实施心肺复苏

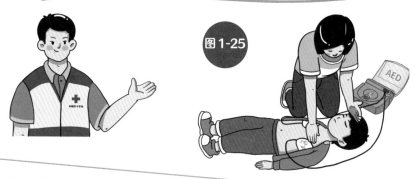

图 1-25

（10）复原体位

如果患儿的心搏和自主呼吸已经恢复，将患儿置于复原体位（稳定侧卧位），随时观察患儿生命体征，并照护患儿，等待专业急救人员到来（图 1-26）。

图 1-26

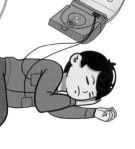

3. 婴儿心肺复苏如何操作？

（1）确认环境安全，做好自我防护

施救者要快速观察周围环境，判断是否存在潜在危险，并采取相应的自身和患儿安全保护和防护措施。

婴儿是指出生后 1 至 12 个月。

（2）判断意识及反应

用手指轻弹或拍患儿足底，判断有无反应，如果患儿无反应，可判断为无意识（图 1-27）。

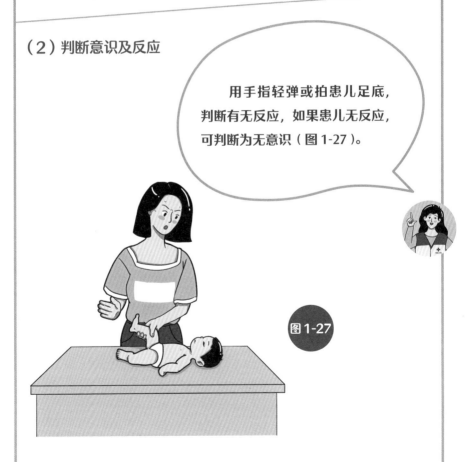

图 1-27

（3）检查呼吸

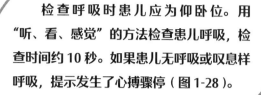

检查呼吸时患儿应为仰卧位。用"听、看、感觉"的方法检查患儿呼吸，检查时间约10秒。如果患儿无呼吸或叹息样呼吸，提示发生了心搏骤停（图1-28）。

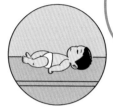

图1-28

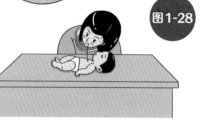

（4）呼救并取得 AED

如果患儿无意识、无呼吸（或叹息样呼吸），立即向周围人求助，拨打急救电话，并取来附近的 AED。如果独自一人施救而无法同时呼救（如拨打手机），在实施心肺复苏1分钟后进行呼救，拨打急救电话，并取来附近 AED。

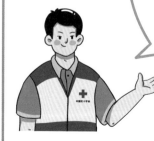

（5）开放气道

检查口腔有无异物，如有异物将其取出。用仰头举颏法开放气道，通常使患儿下颌角及耳垂的连线与水平面约呈 30° 角（图1-29）。

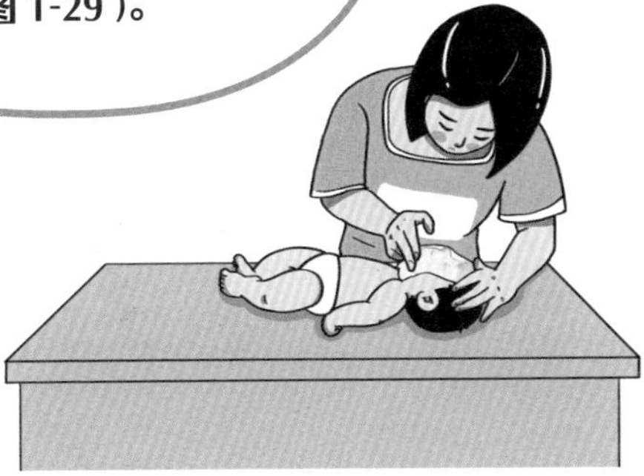

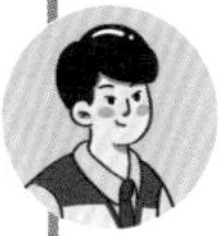

图1-29

（6）人工呼吸

施救者用嘴罩住患儿的口鼻，吹气 2~5 次，每次约 1 秒，吹气时可见胸廓隆起（图1-30）。

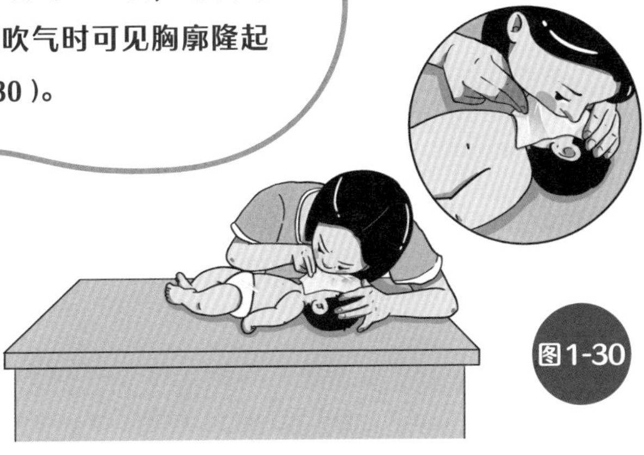

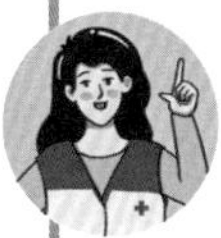

图1-30

（7）胸外按压

施救者首先暴露患儿胸部，用一只手的两根手指（如使用中指和无名指、中指和食指）按压胸部正中、两乳头连线下方水平（胸骨下半部），确保按压深度至少为胸廓前后径的1/3（约4厘米），按压频率100～120次/分钟，保证每次按压后胸廓完全回复原状（图1-31）。

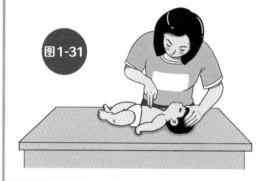

图1-31

（8）循环做胸外按压和人工呼吸

循环做30次胸外按压和2次人工呼吸（30:2），如果现场有两名施救者，按照15:2的比例进行胸外按压和人工呼吸。每5组评估患儿的呼吸和脉搏。

（9）尽快电除颤

对于婴儿，应首选使用手动除颤器而不是AED进行除颤，其次优先使用儿童电极片，或者使用AED的儿童模式，如果两者都没有，可以使用成人标准AED。

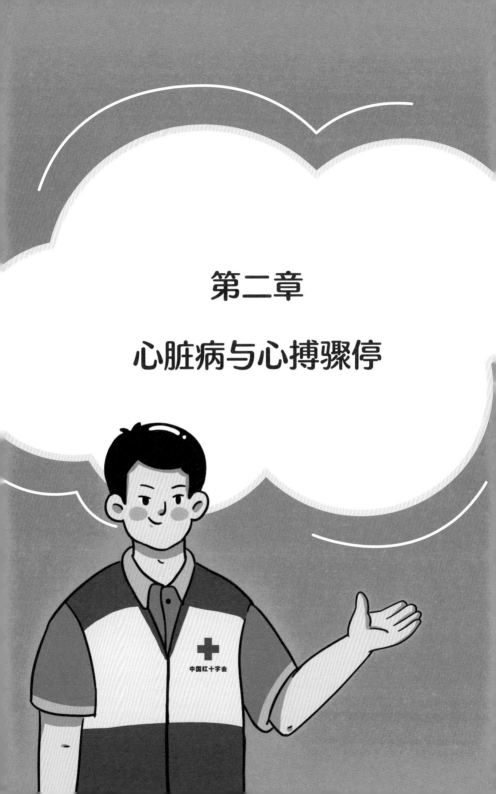

第二章

心脏病与心搏骤停

4. 心脏的结构和功能是怎样的?

- ☑ 心是一个中空的器官,位于胸腔中部偏左下方。心有四个腔,即左心房、右心房、左心室和右心室。
- ☑ 全身的静脉血由上、下腔静脉流入右心房,再流入右心室。右心室内的静脉血经肺动脉到达肺,在肺内进行气体交换,排出血中的二氧化碳并摄入氧气,成为动脉血。
- ☑ 动脉血经肺静脉流入左心房,再流入左心室。左心室内的动脉血经主动脉被送往全身。
- ☑ 心脏通过有节律的收缩和舒张,像泵一样不停地将血液从静脉吸入,由动脉射出,从而推动血液在血管内不停地循环流动(图2-1)。

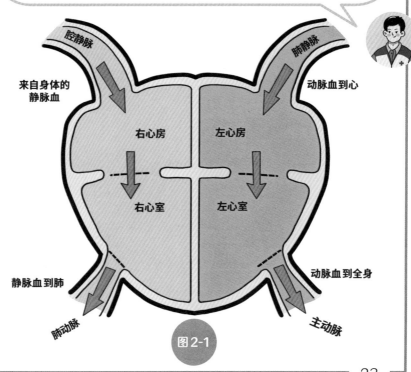

图2-1

5. 心脏病发作的表现有哪些?

☑ 突发胸部压榨样疼痛, 疼痛可放射到左手臂、左肩、颈部、下颌和上腹部, 老年人和糖尿病患者的疼痛可能不明显
☑ 呼吸困难
☑ 口唇和皮肤苍白或青紫
☑ 恶心、呕吐
☑ 出汗
☑ 疲倦、焦虑、恐惧等(图2-2)

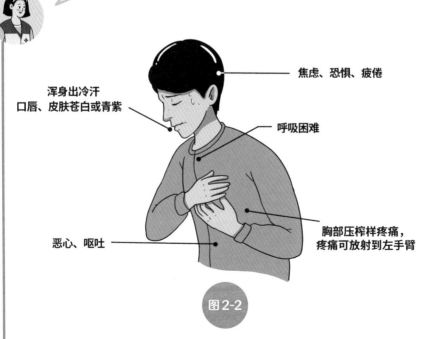

图2-2

6. 心脏病发作时怎么办?

☑ 当发现或怀疑有人心脏病发作时，应立即拨打急救电话，不建议自行送患者去医院。

☑ 让患者以舒适的体位休息，松开衣物，安慰并观察患者的病情变化。

☑ 酌情协助患者舌下含服硝酸甘油或嚼服阿司匹林等急救药物。

☑ 心脏病发作最严重的后果是心搏骤停，做好施救准备（实施心肺复苏）（图2-3）。

1. 当发现或怀疑有人心脏病发作时，应确认现场环境安全

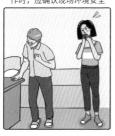

2. 立即拨打急救电话（120），不建议自行送患者去医院

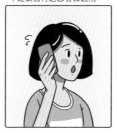

3. 让患者以舒适的体位休息，松开衣物

4. 协助患者用药

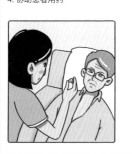

5. 随时观察生命体征，发生心搏骤停时，立即实施心肺复苏

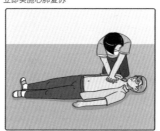

图2-3

7. 什么是心搏骤停?

☑ **心搏骤停是指患者心脏有效泵血功能突然丧失，导致血液循环停止，全身各个脏器的血液供应完全中断，如不及时恢复心搏，患者可发生临床死亡。**

☑ **心搏骤停的患者如在数分钟内得不到正确、有效的施救，病情将进一步发展至不可逆转的生物学死亡。在缺氧状态下，4 ~ 6分钟开始出现脑损伤，在8 ~ 10分钟后脑损伤变得不可逆（图2-4）。**

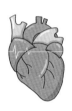 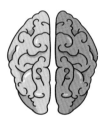

图 2-4

8. 引起心搏骤停的常见原因有哪些?

心脏本身疾病导致的心搏骤停	非心脏原因导致的心搏骤停
被称为心源性心搏骤停，多见于冠状动脉粥样硬化性心脏病、各种原因引起的心律失常、先天性心脏异常等。	由于严重缺氧、中枢神经损害、过敏以及意外伤害（如严重创伤、淹溺、雷击、电击、中毒）等引起的，其中严重缺氧是最常见的原因。儿童和婴儿发生心搏骤停的最常见原因是缺氧窒息。

9. 如何判断发生心搏骤停?

☑ **判断意识**: 采用轻拍重唤的方法判断患者有无反应, 施救者用双手轻拍患者的双肩, 并俯身在其两侧耳边大声呼唤, 观察患者是否有反应; 如果是婴儿, 用手指轻弹或拍其足底。如患者无反应, 即认为无意识 (图 2-5)。

☑ **检查呼吸**: 采用"听、看、感觉"的方法检查患者是否有呼吸, 检查时间约 10 秒。施救者将耳朵贴近患者口鼻, 听: 有无呼吸声; 看: 患者的胸、腹部有无起伏; 感觉: 用面颊感受患者呼出的气流 (图 2-6)。

☑ 如果患者无意识、无呼吸 (或叹息样呼吸), 说明患者发生了心搏骤停, 应立即实施心肺复苏。

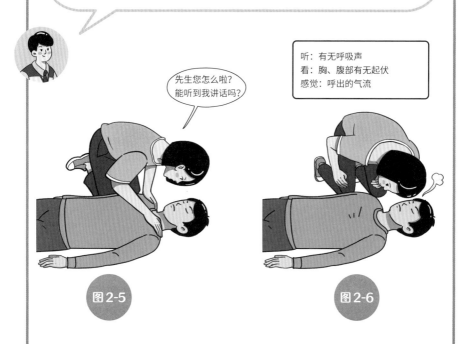

先生您怎么啦?
能听到我讲话吗?

听: 有无呼吸声
看: 胸、腹部有无起伏
感觉: 呼出的气流

图2-5

图2-6

10. 什么是院外心搏骤停生存链?

☑ 生存链是指抢救心搏骤停患者的尽早识别求救、尽早心肺复苏、尽早电除颤、尽早高级生命支持、心搏骤停后综合救治和康复六项基本内容,分别用六个环表示。

☑ 心搏骤停生存链的六个环节紧密相连、环环相扣,所有环节进行得越及时、质量越高,救治效果越好(图2-7)。

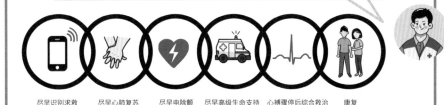

尽早识别求救　　尽早心肺复苏　　尽早电除颤　尽早高级生命支持　心搏骤停后综合救治　康复

图2-7

11. 院外心搏骤停生存链的六个环节是什么?

☑ 第一环节:尽早识别、求救。尽早发现和识别心搏骤停的征兆,如胸痛、气短等,一旦发生心搏骤停,必须快速采取行动,及时拨打急救电话。

尽早识别求救

☑ 第二环节:尽早心肺复苏。发现心搏骤停患者后应立即实施心肺复苏,如在专业急救人员到达前施救者就已开始心肺复苏,患者生存机会成倍增加。

尽早心肺复苏

☑ 第三环节：尽早电除颤。尽早使用自动体外除颤器进行电击除颤，对提高心搏骤停患者生存机会起到关键作用。

尽早电除颤

☑ 第四环节：尽早高级生命支持。在现场和转运到医院的途中，由专业急救人员为患者实施紧急医疗救护。

尽早高级生命支持

☑ 第五环节：心搏骤停后综合救治。即使患者恢复自主循环，仍要强调多学科综合救治，直至患者存活出院。

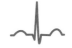

心搏骤停后综合救治

☑ 第六环节：康复。患者在初次住院后需经过较长时间的康复期，以确保身心健康，恢复社会角色功能。

康复

12. 现场发现有人倒地怎么办？

☑ 发生事故的现场可能存在危险因素，施救者进入现场前，首先要确认现场环境是否安全。在做好个人防护的情况下才能进行施救（图2-8）。

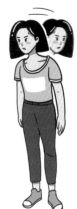

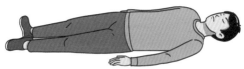

图2-8

☑ 迅速识别和判断伤病员是否发生心搏骤停。如未发生，密切观察伤病员变化；如发生，应立即呼救。

☑ 及时呼救求救，包括向周围人呼救和拨打急救电话求救。现场如有自动体外除颤器（AED），应立即取来（图2-9）。

☑ 立即实施心肺复苏。

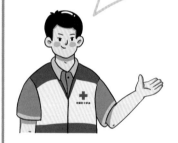

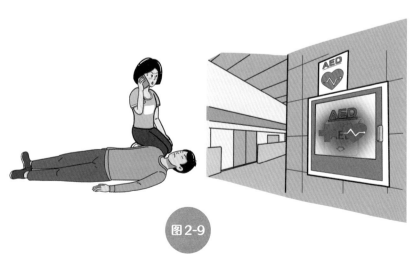

图2-9

13. 如何拨打急救电话？

- ☑ 要沉着、冷静、清楚地回答接线员的询问。
- ☑ 告知患者所在位置，说明该位置附近的明显标志物。
- ☑ 告知患者基本情况，包括人员数量，年龄和性别等。
- ☑ 说明患者发生伤病的时间和主要表现。
- ☑ 说明可能发生意外伤害的原因，如电击、爆炸、淹溺、中毒等。
- ☑ 告知现场联系人的姓名和电话。
- ☑ 问清救护车到达的大致时间，做好接车准备。
- ☑ 接线员告知可以结束通话时，方可挂断电话（图 2-10）。

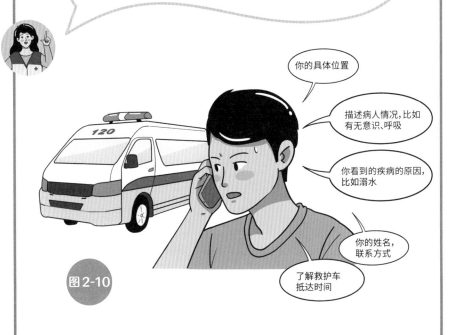

你的具体位置

描述病人情况,比如有无意识、呼吸

你看到的疾病的原因,比如溺水

你的姓名,联系方式

了解救护车抵达时间

图 2-10

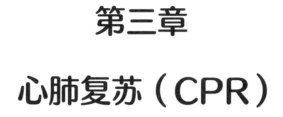

第三章

心肺复苏（CPR）

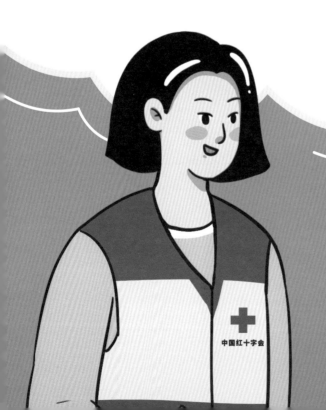

14. 什么是心肺复苏?

☑ **心肺复苏（Cardiopulmonary Resuscitation, CPR）
是最基本的抢救呼吸、心搏骤停者生命的方法，通
过徒手、应用辅助设备及药物来维持人工循环、呼
吸和纠正心律失常（图3-1）。**

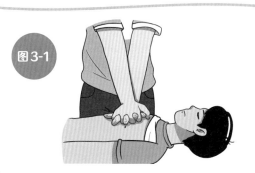

图3-1

15. 现场实施心肺复苏有什么要求?

☑ **突发事故现场可能存在危
险因素，施救者在进入现
场之前，首先要考虑环境
是否安全，确认安全后方
可进入（图3-2）。**

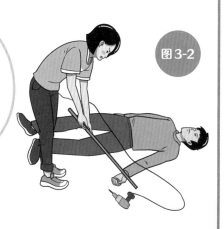

图3-2

☑ 在进行施救前，应做好自我防护，以防感染，在有条件或经过相关训练的情况下，进行人工呼吸时应尽量使用人工呼吸面膜或呼吸面罩（图3-3）。

☑ 在实施心肺复苏时确保患者仰卧在坚硬的平面上（图3-4）。

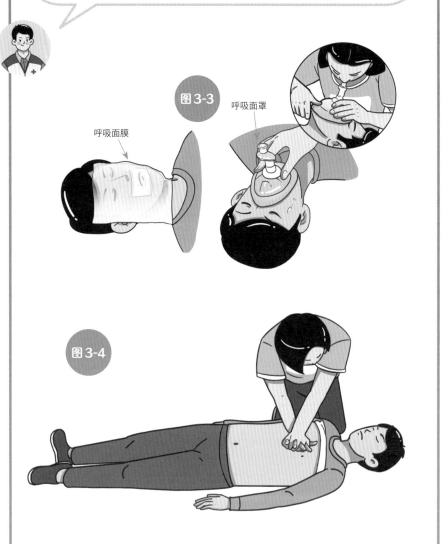

图3-3

呼吸面膜

呼吸面罩

图3-4

16. 如何判断患者是否有反应?

☑ 通常采用"轻拍重唤"的方法判断患者有无反应，施救者用双手轻拍患者的双肩，并俯身在其两侧耳边大声呼唤，观察患者是否有反应；如果是婴儿，用手指轻弹或拍其足底。

☑ 若患者没有反应，即可认为无意识，此时应立即检查呼吸。

☑ 如患者有反应，应继续检查伤病情况，采取相应救护措施，必要时呼救或将患者送往医院（图3-5）。

图3-5

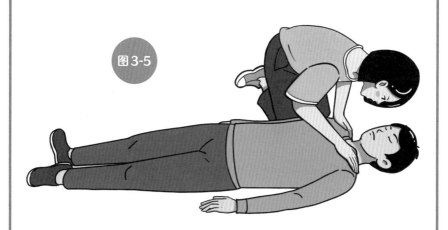

17. 如何判断患者是否有呼吸?

☑ 采用"听、看、感觉"的方法检查患者是否有呼吸,检查时间约 10 秒。施救者将耳朵贴近患者口鼻,听:有无呼吸声;看:患者的胸、腹部有无起伏;感觉:用面颊感受患者呼出的气流(图3-6)。

☑ 如果患者无意识、有呼吸,应将患者翻转为复原体位(稳定侧卧位)。随时观察生命体征,必要时呼叫120。

☑ 如果患者无意识、无呼吸(或叹息样呼吸),说明患者发生了心搏骤停,应立即实施心肺复苏。

图3-6

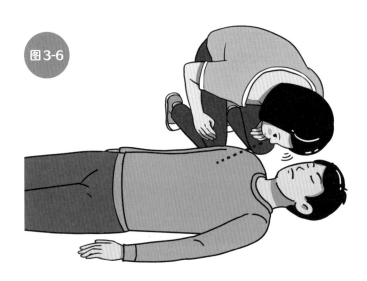

18. 如何将伤病员从俯卧位翻转为仰卧位?

√ 施救者位于患者一侧,将其双上肢向上伸直(一手保护肩部,另一手握住腕部)(图3-7~图3-9)。

√ 将远离施救者的小腿搭在另一条腿上(图3-10)。

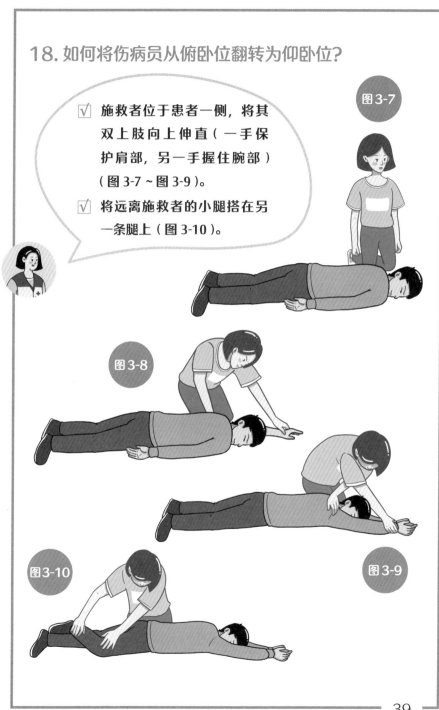

图3-7

图3-8

图3-9

图3-10

☑ 一只手保护患者头颈部，另一只手插入其腋下至前胸，用前臂夹住患者的躯干，将其身体向施救者方向翻转，使患者成仰卧位（图3-11、图3-12）。

☑ 再将患者双上肢置于身体的两侧（图3-13、图3-14）。

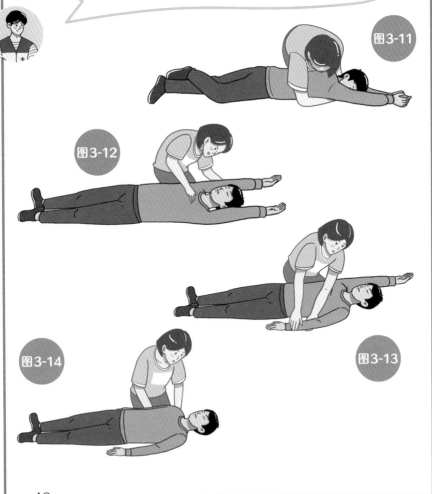

图3-11

图3-12

图3-13

图3-14

19. 如何确定胸外按压的位置?

☑ 成人和儿童心肺复苏按压的位置为胸部正中、两乳头连线水平,即胸骨下半部。婴儿心肺复苏按压位置为胸部正中、两乳头连线下方水平(图3-15)。

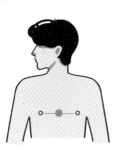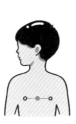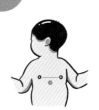

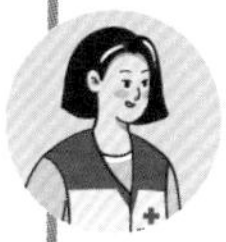

图3-15

20. 如何进行胸外按压?

☑ 施救者确定胸外按压部位,将一只手掌根紧贴患者胸壁,双手掌根重叠,十指相扣,掌心翘起(图3-16)。

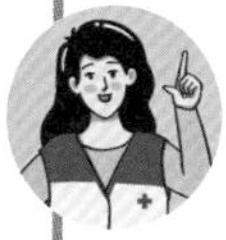

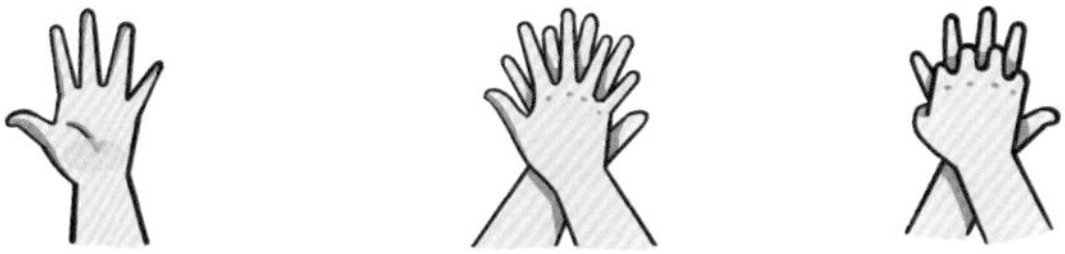

图3-16

☑ 肘关节伸直，上肢呈一条直线，双肩位于手上方，以髋关节为支点垂直向下按压（图 3-17）。

☑ 成人按压深度为 5 ~ 6 厘米。儿童和婴儿按压深度至少为患者胸廓前后径的 1/3，分别约 5 厘米和 4 厘米（图 3-18）。

☑ 胸外按压频率为 100 ~ 120 次 / 分钟。

☑ 保证每次按压后胸廓完全回复原状。

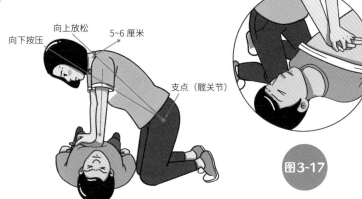

向上放松　向下按压　5~6 厘米　支点（髋关节）

图3-17

胸外按压方法示意图

图3-18

↓5~6 厘米
成人按压深度

↓约 5 厘米
儿童按压深度

↓约 4 厘米
婴儿按压深度

21. 如何检查口腔是否有异物？

☑ 口腔如有异物会影响人工呼吸操作，有可能会堵塞气道。

☑ 在进行人工呼吸前首先要检查患者口腔是否有可视异物，如有可视异物应先将其取出。

☑ 检查异物的方法：施救者将双手放在患者面颊两侧，用两拇指压住下颌，将患者口腔打开，俯身观察口腔内有无异物（图3-19）。

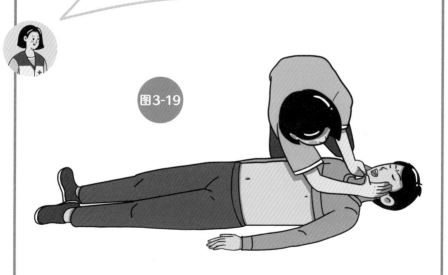

图3-19

22. 患者口腔有异物时怎么办？

☑ 施救者双手置于患者头部两侧，将头轻轻转向施救者一侧。

☑ 用靠近患者脚侧手的拇指伸进患者口腔压住舌头，其余四指握拳放在下颌处，轻轻提拉患者的下颌骨打开口腔。

☑ 另一只手的食指（若患者为婴儿用小指）从患者口角上方进入口腔取出异物。

☑ 取出异物后用双手将患者头部恢复原位（图3-20）。

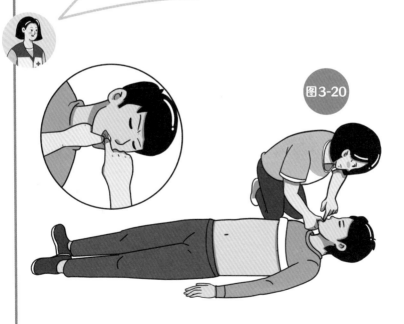

图3-20

23. 如何打开气道?

√ 当患者无颈椎损伤时,可以采用仰头举颏法开放气道。施救者跪在患者一侧,将一只手放在患者前额,用手掌小鱼际(小手指侧掌缘)用力向下压额头使头部后仰,另一只手的食指和中指并拢横放在下颏处,使下颌骨向上抬起(图 3-21)。

图3-21

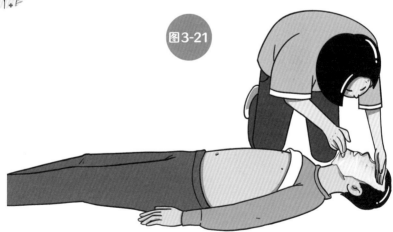

24. 人工呼吸时如何做好自我防护？

- ☑ **在有条件的情况下，人工呼吸时应使用人工呼吸面膜、呼吸面罩或球囊面罩。**
- ☑ **人工呼吸面膜是一种方便携带及使用的人工呼吸辅助工具，可以避免直接接触患者的口鼻，以利于保护自己，减少传染（图 3-22）。**
- ☑ **人工呼吸面罩是透明密封式面罩，可将患者口、鼻罩住（图 3-23）。**
- ☑ **球囊面罩由一个面罩及一个与之相连的球囊组成，人工呼吸时挤压球囊给予通气（图 3-24）。**

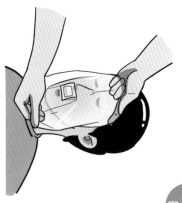
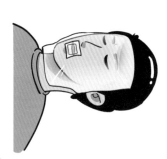

图3-22

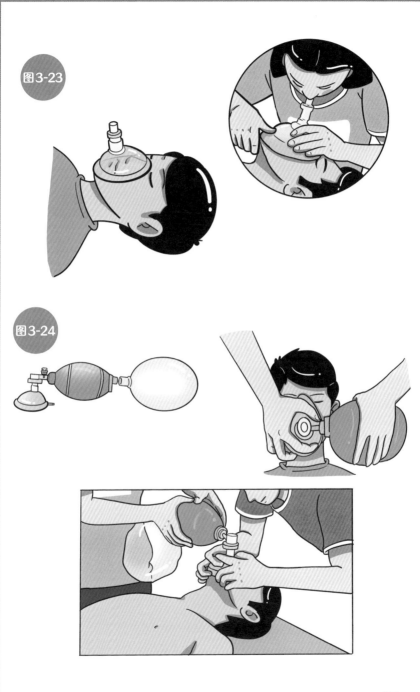

图3-23

图3-24

25. 如何使用人工呼吸面膜进行人工呼吸?

☑ 将人工呼吸面膜遮盖患者口部。

☑ 施救者在打开气道的同时，用放在前额手的拇指和食指捏住患者鼻翼，正常吸一口气（无需深吸气），用嘴唇把患者的口（婴儿为口和鼻）完全罩住，呈密封状，向患者口中吹气2次，每次吹气应持续约1秒，吹气时可见胸廓隆起，吹气后松开鼻翼（图3-25）。

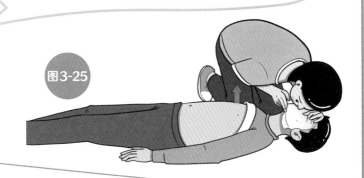

图3-25

26. 如何使用人工呼吸面罩进行人工呼吸?

☑ 施救者位于患者一侧时，用靠近患者头侧手的拇指和食指放在面罩的上缘施压，另一只手的拇指放在面罩的下缘，其余手指放在下颌骨缘并提起下颌开放气道，确保吹气时面罩边缘紧密封于面部。

☑ 施救者位于患者头顶部时，用双手提起下颌保持气道开放，使用 E-C 技术将面罩固定于面部。E-C 技术是指施救者将拇指和食指放在面罩的边缘（形成"C"形），用其余三指提起下颌角（3 根手指形成"E"形）（图 3-26）。

☑ 向患者口中吹气 2 次，每次吹气应持续约 1 秒，吹气时可见胸廓隆起。

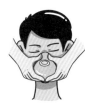

图3-26

27. 人工呼吸时如果未见到胸廓隆起怎么办？

☑ 人工呼吸时如果胸廓未隆起，说明没有把空气吹进患者肺内，此时应重新开放气道，再次吹气（图 3-27）。

☑ 两次吹气时如果胸廓均未隆起，立即进行胸外按压。

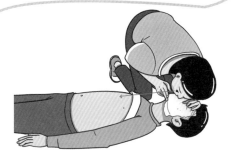

图3-27

28. 胸外按压和人工呼吸时间怎么分配?

☑ 成人心肺复苏, 每 30 次胸外按压后, 实施 2 次人工呼吸, 胸外按压与人工呼吸的比例为 30∶2 (图 3-28)。

☑ 儿童和婴儿心肺复苏, 现场一人施救时, 胸外按压与人工呼吸的比例为 30∶2。如两人施救时, 胸外按压与人工呼吸的比例为 15∶2。

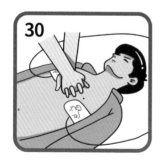

图3-28

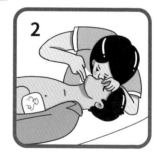

29. 高质量心肺复苏的标准是什么？

☑ 按压频率 100 ~ 120 次 / 分钟（图 3-29）

☑ 按压深度

- 成人 5 ~ 6 厘米
- 儿童至少为胸廓前后径的 1/3（约 5 厘米）
- 婴儿至少为胸廓前后径的 1/3（约 4 厘米）（图 3-30）

☑ 每次按压后让胸廓完全回复原状

☑ 尽量减少胸外按压的中断

☑ 避免过度通气

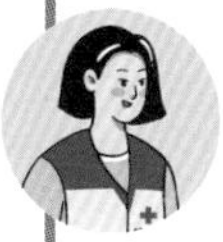

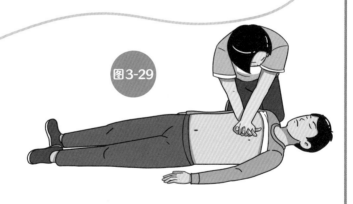

图3-29

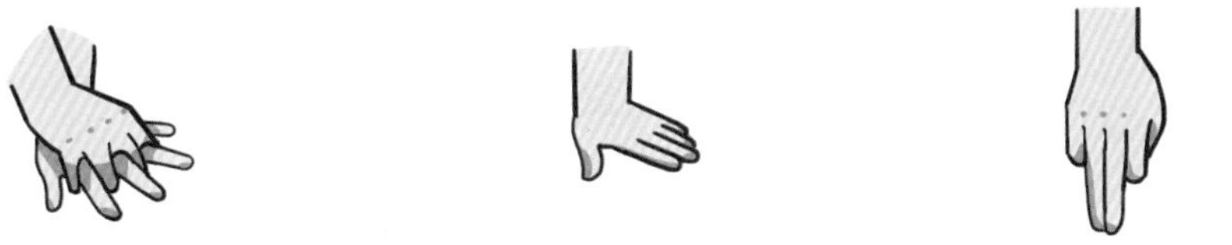

5~6 厘米
成人按压深度

约 5 厘米
儿童按压深度

约 4 厘米
婴儿按压深度

图3-30

30. 如何评估心肺复苏的效果?

☑ 每 30 次胸外按压后,实施 2 次人工呼吸,即为 1 组心肺复苏。每 5 组(约 2 分钟)后评估心肺复苏效果(图 3-31)。

☑ 评估时,施救者用患者头侧的手按压患者前额以保持气道开放,用另一只手触摸患者颈动脉搏动,同时观察患者面部、口唇等的颜色变化,检查患者呼吸,用时约 10 秒(图 3-32)。

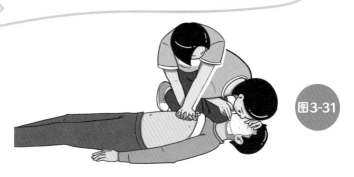

图3-31

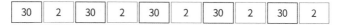

| 30 | 2 | 30 | 2 | 30 | 2 | 30 | 2 | 30 | 2 |

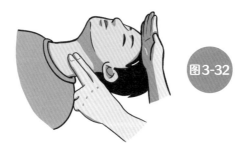

图3-32

31. 如何判断心肺复苏是否成功?

- ☑ 患者面部、口唇和甲床等颜色由苍白或青紫转为红润。
- ☑ 患者恢复心搏。
- ☑ 患者恢复自主呼吸。
- ☑ 患者出现反应,如瞳孔由大变小、眼球活动、手脚活动、开始呻吟等(图 3-33)。

图3-33

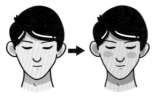

患者面部、口唇和甲床等颜色由苍白或青紫转为红润。

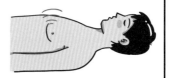

患者恢复心搏。

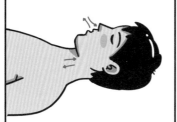

患者恢复自主呼吸。

患者出现反应,如瞳孔由大变小、眼球活动、手脚活动、开始呻吟等。

32. 心肺复苏要坚持做多久呢？

☑ 高质量的心肺复苏要求应尽量避免胸外按压的中断，心肺复苏要一直坚持做，直到：
- 患者出现心肺复苏有效的指征。
- 有专业急救人员到达现场，接替抢救。
- 现场救护环境危险需转移。

33. 心肺复苏成功后应该怎么做？

☑ 心肺复苏成功后，帮助患者穿好衣物，如果不怀疑有脊柱、髋部损伤，应将患者翻转为复原体位（稳定侧卧位），开放气道，随时观察患者的生命体征，并安慰照护患者，等待专业急救人员的到来。
☑ 仰卧位翻转为复原体位操作方法：
- 将患者靠近施救者一侧的上肢肘关节屈曲置于头的外侧，另一上肢屈曲置于对侧胸前，手置于肩部。

- 将患者远离施救者一侧腿的膝关节屈曲，脚掌平放于地面，同时扶住患者膝部，施救者用另一只手扶住患者对侧肩部，轻轻将其翻转向施救者一侧。
- 把患者头部轻轻抬起，将放在肩部的手掌心朝下垫在头部下面，并开放气道，保持呼吸道畅通。
- 把患者屈曲的腿放于伸直腿的前方，膝关节内侧着地（图 3-34）。

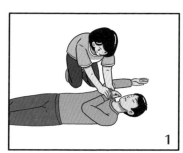

图3-34

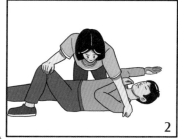

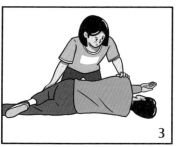

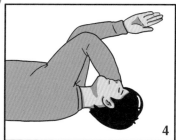

34. 心肺复苏的操作步骤是怎样的?

☑ 成人发生心搏骤停时实施心肺复苏的步骤是胸外按压、开放气道和人工呼吸，即 C—A—B（图3-35）。

☑ 对于婴儿、儿童和溺水等窒息原因导致心搏骤停的患者，实施心肺复苏的步骤是开放气道、人工呼吸和胸外按压，即 A—B—C（图3-36）。

成人心肺复苏

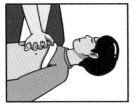

胸外按压（C）

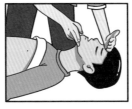

开放气道（A）

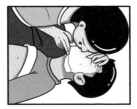

人工呼吸（B）

儿童心肺复苏

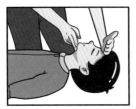

开放气道（A）

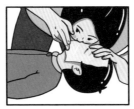

人工呼吸（B）

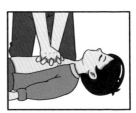

胸外按压（C）

35. 成人、儿童和婴儿心肺复苏有什么区别?

分类 项目		成人 (青春期以后)	儿童 (1岁~青春期)	婴儿(出生后 1~12个月)
判断意识		轻拍双肩,耳边呼喊		拍打足底
检查呼吸		采用"听、看、感觉"的方法,时间约10秒钟		
	CPR 步骤	C-A-B	A-B-C 此步骤亦适用于淹溺者	
	按压 部位	胸部正中、两乳头连线水平 (胸骨下半部)		胸部正中、两乳头 连线下方水平
	按压 方法	双手掌根重叠	单手掌根或双手 掌根重叠	两手指或双手环抱 双拇指按压
胸外 按压	按压 深度	5~6厘米	至少为胸廓前后径 的1/3(约5厘米)	至少为胸廓前后径 的1/3(约4厘米)
	按压 频率	100~120次/分 即最少每18秒按30次,最快每15秒按30次		
	胸廓 反弹	每次按压后即完全放松,使胸壁充分回复原状		
	按压 中断	尽量避免中断胸外按压, 应把每次中断的时间控制在10秒以内		

项目 \ 分类	成人（青春期以后）	儿童（1岁~青春期）	婴儿（出生后1~12个月）
开放气道	头后仰约呈90°角	头后仰约呈60°角	头后仰约呈30°角
人工呼吸 — 吹气方式	口对口或口对鼻		口对口鼻
人工呼吸 — 吹气量	可见胸廓隆起		
人工呼吸 — 吹气时间	吹气持续约1秒		
按压/吹气比	30：2	单人施救30：2，双人施救15：2	
CPR效果评估 — 检查脉搏	检查颈动脉	检查颈动脉或股动脉	检查肱动脉
CPR效果评估 — 检查呼吸	采用"听、看、感觉"的方法，时间约10秒钟		

36. 心肺复苏会给患者造成伤害吗？

☑ **人工呼吸过程中**：进行人工呼吸时，吹气过快或过于用力常会导致患者胃胀气，可能出现严重并发症，如胃内容物反流，导致误吸或吸入性肺炎，胃内压升高后，膈肌上抬，限制肺的运动。因此，吹气不可过快或过于用力，吹气时可见胸廓隆起即可。

☑ **胸外按压过程中**：胸外按压可能造成肋骨骨折，多发生于成人患者。胸外按压其他并发症包括肋骨与胸骨分离、气胸、血胸、肺挫伤等。在按压过程中，手的位置、姿势要正确，用力要均匀有力，以减少并发症的发生（图 3-37）。

图3-37

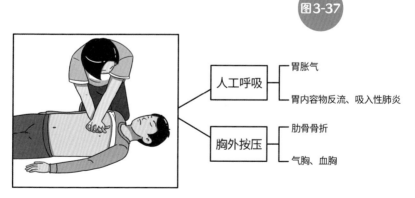

并发症

37. 如果现场有两人施救时，怎么配合实施心肺复苏？

- ☑ 发现心搏骤停患者后，一名施救者实施心肺复苏，另一名施救者拨打急救电话，并取来附近的 AED（图 3-38）。
- ☑ 两名施救者分别位于患者身体两侧，一名实施胸外按压；另一名保持患者气道通畅，观察患者面色，实施人工呼吸，使用 AED，并监测颈动脉搏动以评价按压效果（图 3-39）。
- ☑ 每完成 5 组心肺复苏后停止按压，由负责人工呼吸的施救者检查患者的呼吸和脉搏，或由 AED 自动分析患者心律，时间约 10 秒。

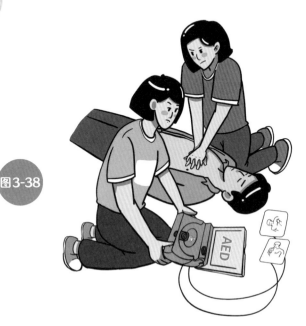

图 3-38

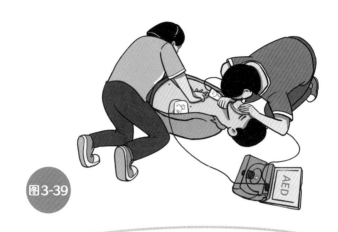

图3-39

☑ 可在每5组心肺复苏后（约2分钟）或按压者感到疲劳时，两名施救者交换角色，也可在AED分析心律时交换角色（图3-40）。

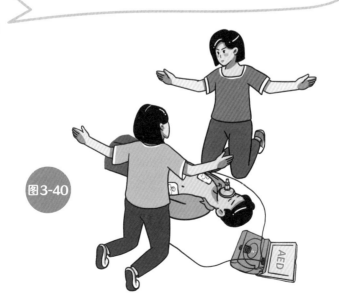

图3-40

38. 心肺复苏可以不做人工呼吸吗?

- ☑ 完整的心肺复苏包括胸外按压、开放气道和人工呼吸三个步骤，若施救者不能或不愿意进行口对口人工呼吸，可使用单纯胸外按压式心肺复苏，即只进行胸外按压。

- ☑ 单纯胸外按压应连续进行，以每分钟100～120次的频率按压，直到患者出现心肺复苏有效的指征或者有专业急救人员到达现场（图3-41）。

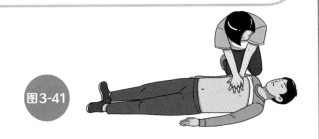

图3-41

39. 什么情况下最好实施带人工呼吸的心肺复苏?

- ☑ 对于缺氧性心搏骤停的患者（如溺水、呼吸道阻塞引起的心搏骤停），血液中含氧量低，应实施带人工呼吸的心肺复苏（图3-42）。

- ☑ 儿童和婴儿心搏骤停者多由于缺氧窒息原因引起，而非心脏本身的原因，也应实施带人工呼吸的心肺复苏。

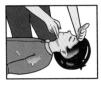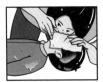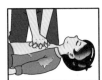

图3-42

40. 心肺复苏过程中可以转移患者吗?

☑ 如果现场环境不安全, 如建筑物失火, 则应把患者转移到安全区域, 然后立即开始实施心肺复苏(图 3-43)。

图3-43

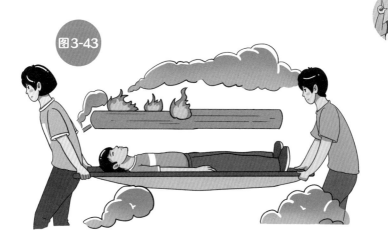

☑ 如必须转移患者, 心肺复苏中断时间应尽可能短, 且尽可能避免中断, 如用担架转移时, 施救者可跟随在担架旁边, 继续实施胸外按压。

41. 对不同原因的心搏骤停者实施心肺复苏有什么区别吗?

- ☑ 对于溺水引起的心搏骤停者,施救者应迅速清除溺水者口鼻中的泥沙等异物,开放气道,首先给予 2 ~ 5 次人工呼吸,然后立即以 30∶2 的按压 / 吹气比实施心肺复苏,如有两名施救者,以 15∶2 的按压 / 吹气比实施心肺复苏。如果现场仅有一名施救者且无手机可以使用,在进行 1 分钟心肺复苏后,再去拨打急救电话和取得附近的 AED。

- ☑ 对于触电引起的心搏骤停者,应立即实施心肺复苏,尽快拨打急救电话并适当延长心肺复苏时间,如果附近有 AED,要尽快取来使用。

- ☑ 对孕妇进行心肺复苏时,注意减轻主动脉、下腔静脉的压力。如果宫底高度超过肚脐水平,徒手将子宫向左侧移位有助于在胸部按压时减轻主动脉和下腔静脉的压力。

- ☑ 创伤所致心搏骤停者需要对可干预的因素进行处理,如止血、畅通呼吸道等,并尽快送往医院,在此基础上实施心肺复苏建立血液循环。

42. 什么情况下的患者可以不实施心肺复苏?

- ☑ 对于遭受无法生存的创伤的患者,如断首或半体缺失。
- ☑ 有证据表明发生长时间心搏骤停者,如出现尸斑、尸僵和腐烂。
- ☑ 三度烧伤达到体表面积 95% 以上者。

第四章

自动体外除颤器（AED）

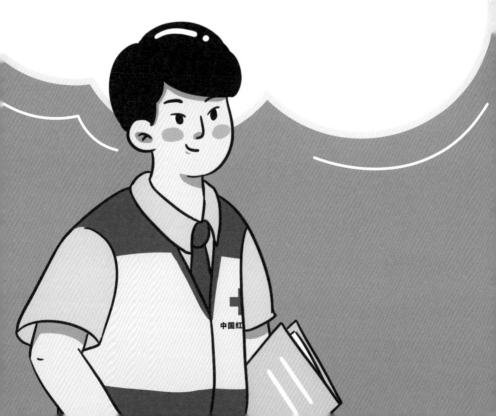

43. 什么是自动体外除颤器?

☑ **自动体外除颤器（Automated External Defibrillator，AED）可自动分析患者心律，识别是否为可除颤心律，如为可除颤心律，AED 可在极短时间内发放出大量电流经过心脏，以终止心脏所有不规则、不协调的电活动，使心脏电流重新自我正常化（图 4-1）。**

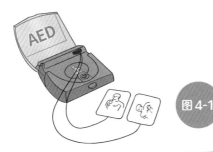

图 4-1

44. AED 是否属于只能由专业人员操作的医疗器械?

☑ **AED 并不是仅能由专业人员操作的医疗器械。**

☑ **AED 操作简单，非专业人员经过培训后可以安全使用。**

☑ **AED 可投放于机场、火车站、地铁站、商场等人流量大或人群密集的场所（图 4-2）。**

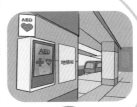

图 4-2

45. 心搏骤停患者为什么要尽早使用 AED?

√ 当心脏受到急症、创伤、中毒、触电、溺水等内在或外在因素的影响时,可能会造成心律失常,其最严重的后果是心搏骤停。

√ 心室纤维性颤动(室颤)和无脉性室性心动过速是两种常见的致命性心律失常,电击除颤是治疗这两种心律失常的唯一有效手段。

√ AED 可自动分析患者心律,识别是否为可除颤心律。如为可除颤心律,AED 可在极短时间内发放出大量电流经过心脏,以终止心脏所有不规则、不协调的电活动,使心脏电流重新自我正常化(图 4-3)。

√ 对于可电击的致命性心律失常患者,越早除颤预后越好。除颤的成功率会随着时间的延迟而下降,每延迟一分钟,成功率大约下降 7%~10%。

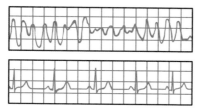

心室颤动

正常心律

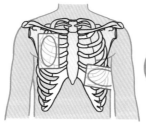

图 4-3

68

46. AED 如何操作？

☑ **打开电源开关，按语音提示操作（图 4-4）。**

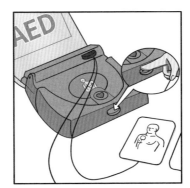

图 4-4

☑ **贴放电极片：按照电极片上的图示将电极片紧贴于患者裸露的皮肤上。一片电极片贴在胸骨右缘、锁骨之下，另一片电极片贴在左乳头外侧（左腋前线之后第五肋间处）（图 4-5）。**

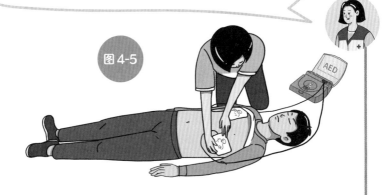

图 4-5

69

☑ AED 分析心律：确保所有人不得接触患者，救护员应大声呼喊提示"请不要接触患者"（图 4-6）。

☑ 电击除颤：如果 AED 建议除颤，需再次确认所有人均未接触患者。待 AED 充电完成后，按下"电击"按钮放电（半自动 AED）或 AED 自动放电除颤（图 4-7）。

☑ 除颤后继续进行心肺复苏，实施 CPR 两分钟后，AED 再次自动分析心律。

☑ 如果 AED 提示不需要电击除颤，应立即实施 CPR。

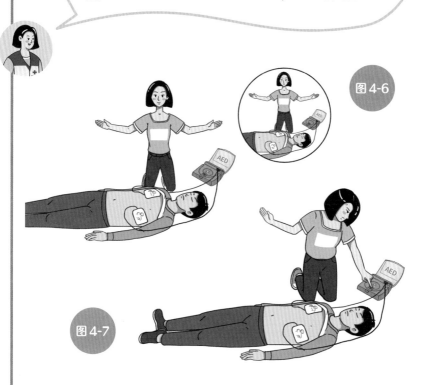

图 4-6

图 4-7

47. 不同人群电极片贴放的位置都一样吗?

- ☑ AED 电极片贴放位置应遵循电极片上的图示。
- ☑ 对于成人，一片电极片贴在患者胸部的右上方（胸骨右缘，锁骨之下），另一片电极片贴在患者左乳头外侧（左腋前线之后第五肋间处）（图 4-8）。
- ☑ 对于婴儿和儿童，电极片贴在婴儿和儿童的胸前正中及背后左肩胛处，体格较大的儿童也可如成人的位置贴放电极片（图 4-9）。

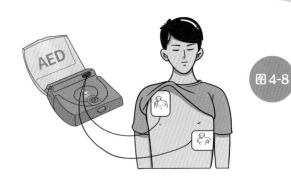

图 4-8

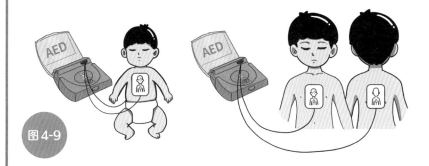

图 4-9

48. 两片电极片贴反时是否需要取下重贴?

☑ AED 电极片贴放位置按电极片上的图示所示，如果两片电极片相互贴反了，不用取下重贴，同样可以到达除颤的效果。

49. 如果 AED 语音提示"不建议电击除颤"怎么办?

☑ 如果 AED 语音提示"不建议电击除颤"，说明患者心律为不可除颤心律，应立即从胸外按压开始实施心肺复苏，2分钟后，AED 会再次自动分析心律（图4-10）。

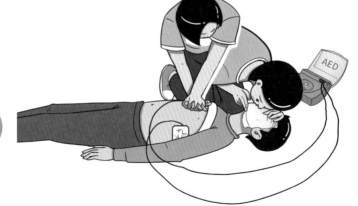

图 4-10

50. 不同患者如何选择 AED?

- ☑ 成人和 8 岁及以上的儿童应使用标准 AED（图 4-11）。
- ☑ 8 岁以下的儿童应使用儿童电极片，或者使用 AED 的儿童模式；如果两者都没有，可以使用标准 AED。（图 4-12）。
- ☑ 对于婴儿，应首选使用手动除颤器而不是 AED 进行除颤；如果没有手动除颤器，应使用儿童电极片，或者使用 AED 的儿童模式；如果都没有，可以使用标准 AED。

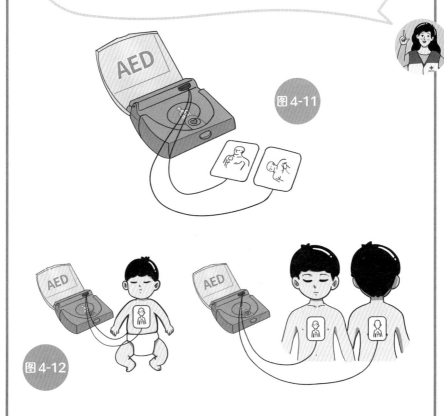

图 4-11

图 4-12

51. 徒手心肺复苏和使用 AED，哪个更优先？

☑ AED 一旦到达现场应立即使用，现场如仅有 1 名施救者，此时应首先使用 AED，打开 AED 电源开关，按 AED 语音提示操作（图 4-13）。

☑ 现场如有 2 名施救者，一人实施心肺复苏，另一人使用 AED，贴好电极片，在贴放电极片的时候不要中断胸外按压（图 4-14）。

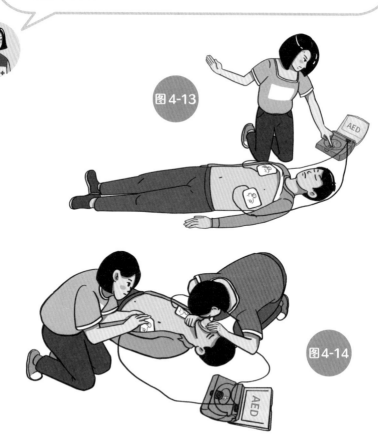

图 4-13

图 4-14

52. AED 使用过程中有哪些注意事项?

☑ 在贴放电极片前，应先清除患者过多的胸毛，确保电极片与皮肤贴合紧密（图 4-15）。

☑ 要迅速擦干患者胸部过多的水分或汗液，然后再贴放电极片（图 4-16）。

☑ 不能在水中或金属等导电物体表面使用 AED。如果患者躺在水中，要先将患者抬出，并擦干胸部再使用 AED。

☑ 避免将电极片贴在患者植入式除颤器、起搏器和药物贴片上。

☑ 按照说明放置好电极片，如果电极片贴反了，不用取下重贴。

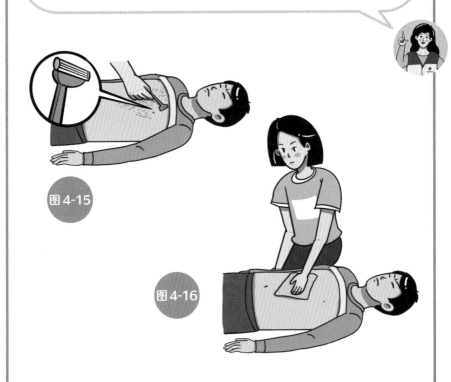

图 4-15

图 4-16

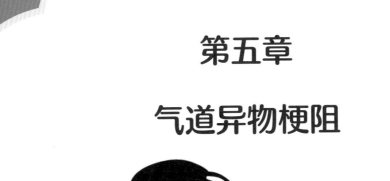

第五章

气道异物梗阻

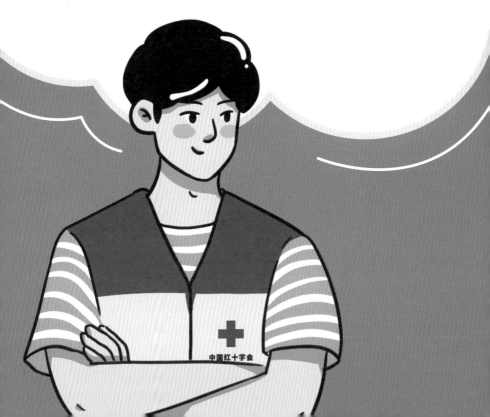

53. 造成气道异物梗阻的原因有哪些?

- ☑ 气道异物梗阻通常在人进食时发生（图 5-1）。
- ☑ 发生气道异物梗阻风险比较大的人群包括：意识障碍者、药物中毒和（或）酒精中毒者、患影响吞咽和咳嗽反射的神经功能缺损者（如中风、帕金森症、脑瘫、痴呆等疾病患者）、患呼吸道疾病者、牙齿不好者以及老年人。
- ☑ 婴儿和儿童气道异物梗阻多发生在进食中，或由于非食物原因，如硬币、果核或玩具等引起。

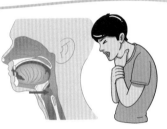

图 5-1

54. 如何判断是否发生了气道异物梗阻?

- ☑ 发生气道异物梗阻的患者常表现为突然的剧烈呛咳、反射性呕吐、声音嘶哑、呼吸困难、发绀（图 5-2）。
- ☑ 患者常常不由自主地以一手紧贴颈前喉部，又称"V"形手势。

咳...咳

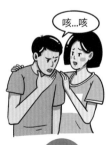

图 5-2

55. 气道异物梗阻如何分类?

不完全性气道异物梗阻

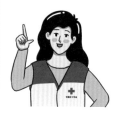

气道被部分堵塞时，患者可以说话或者发出声音，可以咳嗽、呕吐。

患者可能呼吸困难，张口吸气时发出尖锐的噪声，或呼吸作响，可有面色、皮肤、甲床和口腔黏膜的青紫。

完全性气道异物梗阻

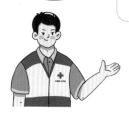

有较大的异物完全堵塞了气道，患者不能说话、咳嗽和呼吸，面色青紫，昏迷倒地、窒息、呼吸停止。

如果不能及时解除梗阻，患者很快因缺氧而死亡。

56. 成人和儿童发生气道异物梗阻现场如何施救？

☑ 如果表现出轻度的气道梗阻症状，应鼓励患者用力咳嗽，争取排出异物。不要立即进行背部叩击、腹部和胸部冲击等治疗，因为有可能会导致严重的并发症和加重气道梗阻（图5-3）。

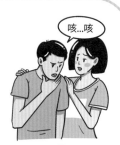

图5-3

☑ 如果表现为严重的气道梗阻症状，但意识清醒，应当立即拨打急救电话，并采取背部叩击法解除梗阻（图5-4），最多5次；如果5次背部叩击不能解除气道梗阻，改用腹部冲击法（图5-5），最多5次，如果仍未解除，继续交替进行背部叩击和腹部冲击。

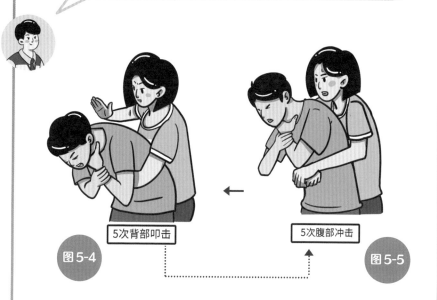

5次背部叩击

图5-4

5次腹部冲击

图5-5

57. 婴儿发生气道异物梗阻现场如何施救？

☑ 如果婴儿表现出轻度的气道梗阻症状，暂时不做治疗，继续观察症状变化。背部叩击和胸部冲击可能引起严重的并发症和使气道梗阻恶化。

☑ 如果婴儿表现为严重的气道梗阻症状，但意识清醒，应当立即拨打急救电话，并采取背部叩击法解除梗阻（图5-6），最多5次；如果5次背部叩击不能解除气道梗阻，改用胸部冲击法（图5-7），最多5次，如果仍未解除，继续交替进行背部叩击和胸部冲击。

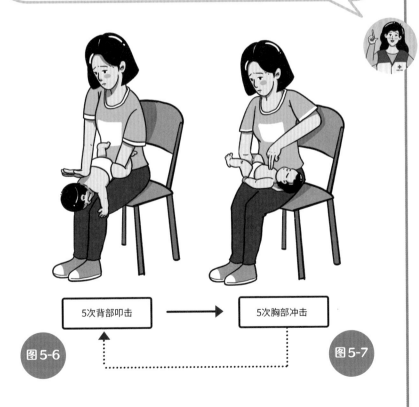

5次背部叩击 ⟶ 5次胸部冲击

图5-6   图5-7

58. 背部叩击法如何操作?

☑ **成人及儿童背部叩击法**: 施救者站到患者身后, 用一只手支撑患者胸部, 让其前倾, 用另一只手的掌根在患者两肩胛骨之间用力叩击 5 次。每次叩击后检查气道梗阻是否解除, 如果解除, 不必做满 5 次 (图 5-8)。

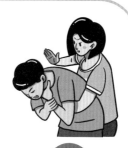

图 5-8

☑ **婴儿背部叩击法**:

- 施救者坐位或蹲位, 将婴儿抱起, 用一只手保护婴儿头颈部, 将其头低脚高放于前臂上。

- 用另一只手固定婴儿下颌部, 使头轻度后仰, 将婴儿翻转为俯卧位, 俯卧在施救者手臂上, 头低于身体 (图 5-9)。

- 施救者用一只手的掌根部在婴儿两肩胛骨之间叩击 5 次 (图 5-10)。

- 每次叩击后检查气道梗阻是否解除, 如果解除, 不必做满 5 次。

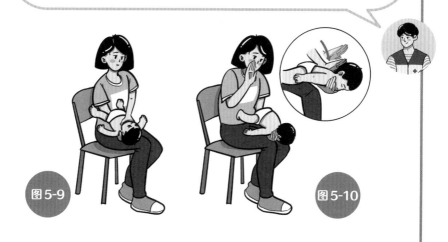

图 5-9

图 5-10

59. 腹部冲击法如何操作?

☑ 施救者站在患者身后, 用双臂环绕患者腰部, 让其弯腰前倾。

☑ 一只手握拳, 握拳手的拇指侧紧抵患者剑突和脐之间 (脐上两横指), 另一只手握紧此拳, 用力快速向内、向上冲击, 重复 5 次 (图 5-11)。

☑ 每次腹部冲击后检查气道梗阻是否解除, 如果解除, 不必做满 5 次。

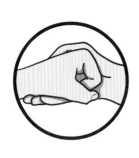
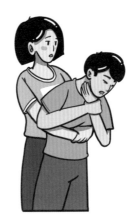
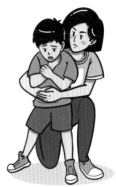

图 5-11

60. 婴儿发生气道异物梗阻胸部冲击法如何操作?

√ 施救者坐位或蹲位，用两只手及前臂固定婴儿，将其翻转为仰卧位，保持婴儿沿着施救者手臂的方向，头低脚高顺放（或横放）在大腿上（图 5-12）。

√ 施救者用一只手的中指和食指 / 无名指并拢，在婴儿两乳头连线中点下方垂直向下冲击，重复 5 次（图 5-13）。

√ 每次冲击后检查气道梗阻是否解除，如果解除，不一定做满5 次，如果梗阻没有解除，继续交替进行 5 次背部叩击。

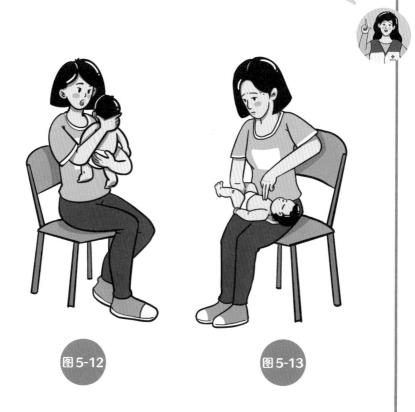

图 5-12

图 5-13

61. 孕妇发生气道异物梗阻现场如何施救？

☑ 如果孕妇发生气道异物梗阻，应采用胸部冲击法代替腹部冲击法。

☑ 胸部冲击法：施救者用双臂从孕妇腋下自后向前环绕其胸部。一只手握拳，拇指侧置于孕妇胸骨中部，注意避开肋骨缘和剑突。另一只手紧握此拳，用力向内、向上冲击5次（图5-14）。

☑ 该方法同样适用于发生气道异物梗阻的肥胖者。

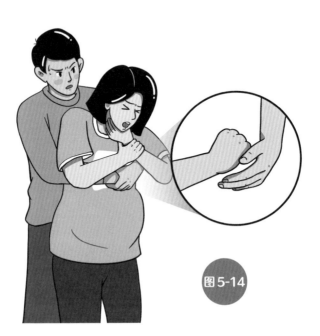

图5-14

62. 发生气道异物梗阻如何自救?

☑ 气道异物梗阻患者独自一人时,可采用自救的方法。一只手握拳,用拳头的拇指侧紧抵剑突和脐之间(脐上两横指处),另一只手紧握此拳头,用力向上、向内冲击。

☑ 也可选择将上腹部抵压在一块坚硬的平面上,如椅背、桌缘、栏杆等处,弯腰并连续向内、向上冲击(图5-15)。

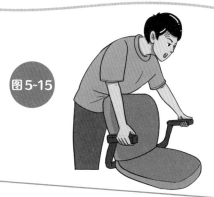

图5-15

63. 气道异物梗阻患者意识丧失时怎么办?

☑ 气道异物梗阻患者一旦丧失意识,立即小心地将患者移到一个坚硬的平面上。如果还没有拨打急救电话,立即呼叫。用仰头举颏法打开患者气道,给予2~5次人工呼吸,然后立即以胸外按压开始实施心肺复苏。

64. 气道异物梗阻导致心搏骤停时是否需要人工呼吸?

☑ 需要。气道异物梗阻导致的心搏骤停是由于缺氧所导致，进行心肺复苏时，强调实施完整的心肺复苏操作步骤，即开放气道、人工呼吸和胸外按压。用仰头举颏法打开患者气道，给予 2 ~ 5 次人工呼吸，然后立即从胸外按压开始实施心肺复苏。

65. 预防气道异物梗阻的措施有哪些?

☑ 气道异物梗阻通常在进食时发生。发生气道异物梗阻风险比较大的情形包括：意识水平下降、药物中毒和（或）酒精中毒、患影响吞咽和咳嗽反射的神经功能缺损（如中风、帕金森症、脑瘫、痴呆等疾病患者）、患呼吸道疾病或牙齿不好等。

☑ 尽量将食物切成小块，针对老人，尽量烹饪容易咀嚼的食物。

☑ 进食时不要跑闹、说话或大笑。

☑ 婴儿和儿童不要将硬币、小玩具、果核等放入口中玩耍。